JN088585

推薦文

精神科専門医　後藤　剛

　阿部さんと初めて会ったのは、私が精神科医として山形さくら町病院に入職した2013年4月のことです。救急病棟・身体合併症病棟・認知症病棟といった、食事が患者さんの生命に直結する医療現場で、管理栄養士の阿部さんと連携させていただく毎日でした。阿部さんの存在は心強く、何度も助けていただいた記憶があります。

　私自身は、働く人の心の健康を精神科医としてのメインテーマと定めていました。当時の院長だった横川弘明先生に「うつ病で仕事を休んでいる方々の役に立ちたいので、リワークプログラムを当院でやらせてください」とお願いしたところ、豪快な横川先生から「ぜひ挑戦してみなさい！」とご快諾をいただき、院内にリワークプログラムを立ち上げたのが2015年1月のことです。

　生活習慣病を含む身体疾患がうつ病の発症につながり、その一方でうつ病が身体疾患の悪化につながることが明らかになっています。その鍵を握るのが食事、すなわち栄養だと考えます。病棟のみならず、外来患者さんへの栄養指導でも活躍されていた阿部さんにお願いして、リワークプログラムの中で栄養教室を実施していただけることになりました。普段から忙しいことは重々承知の上での依頼でしたが、阿部さんに快く受け入れていただいたことを、8年経った今も感謝しております。

　いざリワークプログラムが始まると、私が想像していた以上

の栄養教育が患者さんに実施されていました。なんと調理実習までしてくれたのです。このようなリワークは全国でも稀有ですので、学会やセミナー等で何度も報告し、その度に反響がありました。

　私は本書に監修という形で関わらせていただきましたが、原稿を読んでいて、現場で患者さんに熱心に説明している阿部さんのお姿が浮かんできました。救急病棟やリワークプログラムといった精神医療の第一線で積み上げてきた圧倒的な経験が阿部さんにはあります。わかりやすい言葉で説明されていますが、実はその背後には、教科書的な知識を超えた「経験知」が盛り込まれていることを強調したいと思います。

　この書籍が多くの方々に読まれ、元気に活き活きした人生につながってくれることを願っております。

はじめに

　皆さんはなぜ食事をするのでしょう。

　食事をするのは「お腹がすいたから」、「食べないと体力が持たないから」、「健康にすごしたいから」など、理由は人それぞれあると思います。

　〔食〕という字を見ると〔人＋良〕で出来ています。その意味するところは、胃袋を満たすだけでなく心に栄養を与え、からだとこころを良くしてくれる、それが〔食〕ということなのです。

　また、栄養の〔養〕という字を見てみると〔羊＋人＋良〕からできています。〔羊〕は肉や魚介類を含んだ動物性食品の総称、〔良〕は穀物類から特に良い物を選び出すという意味で植物性食品のことです。動物性食品と植物性食品をバランスよく組み合わせて食べるのが〔養〕であり、それが人となりを作るのです。

　近年、精神栄養学(注1)の研究が進み、偏った食生活は、肥満、糖尿病、高血圧などの生活習慣病の原因になるだけでなく、うつ病などこころの病気と密接に関連することが明らかになってきています。

　私たちのこころの状態は、脳のはたらきにより感情の起伏が生じます。その脳のはたらきとは、神経伝達物質(注2)が脳の神経細胞から神経細胞へと受け渡されることにより生まれるのです。

　その神経細胞は、アミノ酸をもとにビタミン・ミネラルによ

って合成されて作られます。元をたどれば、これらはすべて私たちが食べたものです。

　偏った食生活をしていると、脳に栄養不足が生じ必要な神経伝達物質が十分に提供されなくなります。その結果、脳のはたらきに影響が出て、からだだけでなくこころにも様々な症状が現われてきます。

　偏った食生活とはどのようなものなのでしょうか。
①　朝食を食べないで仕事や学校に行く
②　食事よりお菓子や甘い飲み物を多くとる
③　ごはんや麺中心でおかずはあまり食べない
④　野菜、きのこ、海草はあまり食べない
⑤　肉を好む一方で魚はほとんど食べない

　　　　　　　　　　　　　　　　など
　このような食習慣の結果として、脳に必要な栄養素が不足して、腸内環境が崩れてこころの病気を招くことが心配されます。
　食べ物は空腹や嗜好を満たすだけではなく、私たちがいかに健康で良い人生を過ごすかに直結しているのです。

　この本は、偏った食生活が、こころやからだにどのような影響があるのかを分かりやすく説明するとともに、バランスのとれた食生活を具体的に提案し、より健康的で前向きな生活を目指していただきたいと考えてまとめました。

　「朝ご飯を食べるようになってから気分の落ち込みが軽くなった」「たくさん食べていたお菓子をやめて食事に気をつけるよ

うになったら不安感が減った」「バランスの取れた食事をたべる
ようになったら疲労をあまり感じなくなった」などの声を、栄
養指導やリワーク栄養講座で聞くたびに食事の大切さを実感し
ています。

　1人でも多くの人のこころが、元気になることを願っており
ます。

(注1)　精神栄養学は、食生活(栄養素)が脳のはたらきやこころの
　　　病気に関連することを研究しています。
(注2)　神経伝達物質の代表的なものとして、脳のはたらきを促進
　　　するドーパミン・ノルアドレナリン、抑制するGABA、調
　　　整するセロトニンなどがあります。
　　　こころの健康を保つためには、これらのバランスを取るこ
　　　とが大切です。

＊　なお、本文中のイラストは著者の作成によるものですので
　　ご了承頂きたいと思います。

Ⅳ　腸内環境が決める "こころ" と "からだ"

《ひとくちメモ》のページ紹介

魚の缶詰で簡単料理　　　　　　　　　　　89

おわりに　　　　　　　　　　　　　　　91

Ⅰ　朝食の大切さ

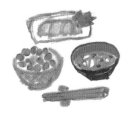
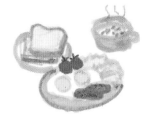

Ⅰ 体内時計のはたらき

(1) 体には体内時計が備わっている

体内時計は「良い眠りと目覚め」「朝に体温を上げる」「ホルモンを分泌する」「糖質や脂質の代謝をおこなう」などを、約24.5時間サイクルでコントロールしてくれます。

＊生活時間の24時間と違うことに注意！

(2) 毎朝30分の時間差をリセットする

体内時計の24.5時間と、私たちの生活時間の24時間とのずれ(30分)が、からだやこころの不調をきたします。なので『朝』にリセットが必要です。

『毎朝』決まった時間に起きて、光を浴びて、朝食をとることで体内時計をリセットできます。

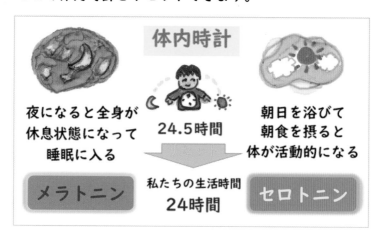

(3) セロトニンからメラトニンへ

リセットすることで、心を安定させる神経伝達物質のひとつの【セロトニン】がつくられて、14～16時間後に【メラトニン】に変わり安眠につながります。

(4) 食生活などのズレが病気の引き金に

　「朝食を食べない」「夕食はドカ食いする」そして「休日は昼まで寝ている」など、体内時計のはたらきとズレた生活をしてしまうと、心身に不調が現われてさまざまな病気の引き金になってしまいます。

　子供の成長期に欠かせない「早寝・早起き・朝ごはん」、実は大人にも大切なのです。

2　こんな生活習慣の見直しを

(1) 起きる時間を毎日一定にする

　休日に普段の2時間以上長く寝てしまうと生活リズムがくずれます。寝たりないと感じたら、20〜30分お昼寝をしましょう。(お昼寝は30分以上しない)

(2) 朝起きたら光を浴びる

　朝は7時までには起きましょう。太陽が出ない日は室内の蛍光灯でも大丈夫。薄暗い中で朝食を食べないで、必ず明かりをつけましょう。

(3) 朝食を毎日食べる

　朝の食事でたんぱく質を摂りしっかりセロトニン(神経伝達物質)がつくられるようにしましょう。

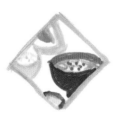

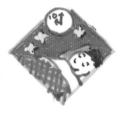

(4) 夜はなるべく光を浴びない

　　神経を落ち着かせ安眠につなげるため
に、パソコンやスマホは眠る30分前には
やめましょう。

　　夜遅くにコンビニやスーパーにはでかけないようにして
夜10時には眠る体制に入りたいものです。夜10時以降は
脳を休めるため強い光は避けましょう。

3　朝食は体内時計リセットのカギ

「セロトニン」をつくるのに
　　　特に大切な栄養素がトリプトファン

【トリプトファン】はたんぱく質からつくられる
朝食で絵のような食べ物を、ご飯やパンと一緒
に食べるのがポイント！

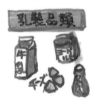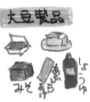

《おすすめの食べ方》

①　ヨーグルト ＋ バナナ

　　ヨーグルト…腸内環境を整えてストレスに強くなる

　　バナナ…血圧対策だけでなく精神安定作用がある

②　ご飯なら「玄米ご飯」にゴマ塩や梅干

　　「玄米」に「あずき」を入れて炊いても美味しい！

③　玄米に抵抗があるなら

　　「発芽玄米」や「5分づき米」「3分づき米」など、
精白米が食べたいなら「雑穀」や「もち麦」をたっぷ
り入れて

④　食パンは、白い食パンより「全粒粉パン」

　　「ライ麦パン」「玄米パン」など

⑤　具だくさんの味噌汁

　　「野菜」+「きのこ」+「海草」+「芋」などに「肉」
or「魚(缶詰)」or「卵」or「豆腐・油揚げ」を＊具体
的なレシピは、次を参考にしてね！

4　朝食の簡単レシピ

(1) 具だくさんの味噌汁は豚汁をアレンジ

・豚肉+玉ねぎ+人参+じゃが芋+えのき

・豚肉+大根+人参+油揚げ+長ねぎ

・鶏肉+キャベツ+しめじ+油揚げ+長ねぎ

・鶏肉+玉ねぎ+えのき+人参+豆腐

・卵+えのき+キャベツ+人参+長ねぎ

・ツナ缶+しめじ+豆腐+カットわかめ+長ねぎ

　　＊とろろ昆布を入れると旨味がアップ！

(2) 味噌はだしが入っていないものを使用

　　だしは、自然の食品の『にぼし粉』や『いり粉
だし』を使うと、魚の栄養が丸ごと摂れます。

《ひとくちメモ》

　にぼし粉は器の下に沈んでしまうので、味噌汁をかき回しながら残さないように食べてくださいね。

(3) 簡単に食べられるおかず

・納豆＋たっぷりの大根おろし＋花かつおや海苔

・魚味付け缶＋たっぷりの大根おろし

・サケフレーク＋ゆで野菜or生野菜

・温泉卵＋ゆで野菜or生野菜

・ゆで野菜は「ブロッコリー」や「キャベツ」「もやし」「ほうれん草」「こまつな」など

・生野菜は「レタス」「繊キャベツ」「胡瓜・トマト」

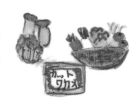

5　朝食を食べるメリット

　これまで見てきたように、朝食は脳のはたらきに重要な役割を果たしているわけですが、朝食をとることのメリットを、「食物繊維」「脂質」「糖質」で見てみましょう。

(1) 食物繊維を摂ると食後血糖値の上昇が緩やかに

　朝食で野菜やきのこ・海草を食べることで、昼食後や夕食後の血糖値上昇を抑えてくれる効果があります。食物繊維は腸内環境を整えてくれる力もあるのです。

(2) 「脂質」は太りにくい

　朝食で食べた脂質は体内に蓄積
されにくく、肥満になりにくいた
め、魚の缶詰(ツナ・サバ・サンマ・
イワシ・サケ)など、良質な油が多
いものをぜひ食べましょう。

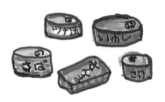

(3) 「糖質」はカロリー消費されやすい

　糖質は朝に吸収されやすく、活動エネルギーになりやす
いため、肥満につながりにくいのです。

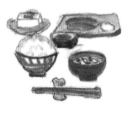

＊　お腹がすかないから朝食を食べな
　いという人は、前日の夕食でドカぐ
　いする傾向が見られます。夕食は軽
　めにして次の日の朝食をおいしく食
　べませんか。

6　朝食抜きのデメリット

(1) 体内時計がリセットされにくく、体のエネルギー代謝が
　活発に行われなくなります。またタンパク質を摂らないこ
　とで、セロトニンが思うようにつくられずストレスに弱く
　なったりよく眠れなくなります。

(2) 朝食を抜くと、血糖値をコントロールするインスリンの
分泌量が低下し、高血糖になりやすいことがわかっていま
す。どうしても昼食や夕食で食べる量が多くなり、食後血
糖値がさらに上昇することになります。

(3) 昼の食事の前にお腹がすき、お菓子を食べてしまう習慣
が付きやすくなります。

朝食抜きは

糖尿病などになりやすい

太りやすくなる　　仕事にやる気が起きない

気分が落ち込む　　熟睡感が持てない

II 糖のとり過ぎによる
低血糖症は怖い

「あらわれる精神症状はさまざまな原因に
よって生じるが、それらの原因は低血糖が
関係している」
〈 米国精神科医のマイケル・レッサー博士の言葉 〉

低血糖になると、脳の唯一のエネルギー源であるブドウ
糖が供給されなくなることでエネルギー不足になり、
脳にとっては最大の危機なってしまう

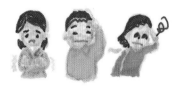

Ⅰ　糖質のとり過ぎが招く血糖値スパイク

（1）血糖値スパイクとこころの症状

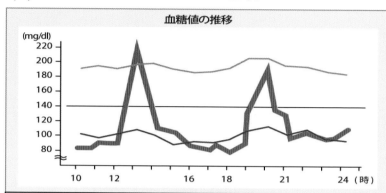

血糖値の推移

(mg/dl)

緑	：糖尿病の人の血糖値で、常に高い
ピンク	：変動が激しく、血糖値スパイクが起きている
青	：正常な人の血糖値

（出典「社会福祉法人　恩賜財団済生会」）

　　血糖値スパイクとは、糖を多く摂ると血糖値が急に上昇することで、大量の「インスリン」が分泌されます。その結果、急に血糖値が下がり低血糖になります。すると、「アドレナリン」が大量に分泌され血糖値が再び上昇しますが、この乱高下が繰り返されることを言います。

　　これによって、精神的なストレスがなくとも【動悸】【不安感】【恐怖感】【イライラ】などの症状が現われてくるので、お菓子や甘い飲み物を多く摂るのは危険です。

(2) 血糖値スパイクが引き起こす『糖化』の恐ろしさ

　糖化という言葉を聞いたことがありますか。

　『糖化』とは、糖が体内のタンパク質にペタペタくっついてしまうことなのです。

① ヘモグロビンの糖化

　体内に酸素を運ぶはたらきのヘモグロビンが糖化すると、酸素が十分に運ばれなくなります。

　糖尿病検査項目のHbA1c(グリコヘモグロビン）は血液中のヘモグロビンの糖化度を見るものです。

　5.6％未満が正常値とされるHbA1cが、仮に10％になれば、血液中のヘモグロビンの10％が酸素を運べないという、大変な状態なのです。

② コラーゲンの糖化

　コラーゲンはタンパク質の一種で、体内のタンパク質の約30％を占めると言われています。

　そのはたらきとしては、「肌にうるおいや弾力を与える」「骨・筋肉・腱をつくる」「血管の柔軟性を保つ」などがあります。

　コラーゲンが糖化すると、骨粗鬆症でもない
のに骨折しやすくなります。

　そして肌の張りも失われて「老け顔」に...

③　「糖化」が最終的に招くもの
　　糖化が続くことにより「糖尿病＋合併症」「がん」「動脈硬化」「アルツハイマー型認知症」「メンタル疾患」「骨粗しょう症」「白内障」「老化」「非アルコール性肝障害」などを招くと言われています。

＊糖尿病＋３大合併症＊
・手足がしびれる「糖尿病神経症」
・失明や白内障の危険がある「糖尿病網膜症」
・腎臓の機能が低下して人工透析になることもある「糖尿病腎症」

　　このように、怖い「血糖値スパイク」や「糖化」を防ぎ、低血糖症を招かないようにするための食生活について、次に見ていきます。

2　低血糖症を防ぐ食生活

　　体温の維持や筋肉を動かす原動力、脳のエネルギーになるのが糖質です。砂糖が悪いわけではありませんが、砂糖を多く含む食品は短時間で血糖値を上昇させ、血糖値の乱高下が起きて脳に大きなストレスを与える心配があります。

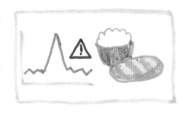

　　血糖値の上昇を穏やかにするために大切なのが、「食品の選び方」と「食べる順番」です。

(1) 食品の選び方はクイックカーボをスローカーボに

① 　日常生活で、甘いお菓子や甘い飲み物は簡単に手に入りますが、たくさん食べると急な血糖値の上昇を招くので「クイックカーボ食品」と言われます。

② 　精白米、白砂糖、食パン、うどん・冷や麦なども精製された食品であるため、クイックカーボ食品になります。

③ 　甘い炭酸飲料だけでなく、野菜や果物のジュースも糖質が多いため、たくさん飲むと糖質の過剰摂取になり血糖値が急上昇します。

④ 　低血糖を防ぐには、血糖値の上昇を緩やかにする「スローカーボ食品」をできるだけ選ぶことがポイントです。

(2) スローカーボ食品の具体例

① 　スローカーボのNo I は《玄米》《発芽玄米》《胚芽米》のごはんです。
　　また、〈精白米〉にビタミンやミネラルが豊富な雑穀を入れた《雑穀ごはん》、食物繊維豊富なもち麦を入れた《もち麦ごはん》もオススメします！

② 　〈食パン〉よりもミネラル豊富な《全粒粉パン》や《ライ麦パン》を、〈うどんや冷や麦〉なら《パスタ》やビタミン・ミネラルが豊富で血管を丈夫にして血圧を下げる効果もある《そば》が良いです。

③　〈白砂糖〉ならミネラルが入っている《きび砂糖》や《てんさい糖》《黒砂糖》など茶色の砂糖に変えてみませんか。

《ひとくちメモ》
　　茶色の砂糖といっても〈三温糖〉は〈上白糖〉にカラメル色素で色を付けているだけで、白砂糖と同じです。

④　間食におすすめは《無糖ヨーグルト＋少量の果物》《ナッツ類》《カカオ72％チョコ》《チーズ》などを適量食べることをオススメします。
　　＊間食は160kcalまでに

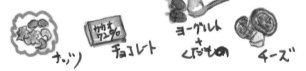

3　食べる順番で血糖値が変わる
(1) 食事のポイント
①　最初に水分を飲むことで胃を落ち着かせる
②　「糖質が少ない料理から食べる」
　　血糖値が緩やかに上昇するので体と心に優しい
③　「食べるひと口の量を少なくする」
　　量が少ないことでよく噛むことができる
④　「食事は最低15分かける」
　　脳が満腹を感じるまで約15〜20分かかる

(2) 食べる順番の例

① 主菜・副菜のおかずがある場合

〈みそ汁、お茶、水(甘い飲み物はダメ！)を飲む〉

➡ 野菜・きのこ・海草などのおかず

　　ゆで野菜、野菜炒め、サラダ、酢の物　など

　　＊野菜は糖質が少ないので多めに食べる

〈みそ汁やお茶・水を一口〉

➡ メインのおかず

　　魚、肉、たまご、納豆、豆腐

　　などの料理

　　＊タンパク質は食後血糖を安定させる

〈みそ汁やお茶・水を一口〉

➡ 甘い味付けの煮物や和え物

➡ ごはん(一口量を少なく)

　　お茶や水を飲んで　ごちそうさまでした❦

② 単品料理の場合

どんぶり物・カレー・パスタなどは、食物繊維の多い
サラダやゆで野菜などをプラス！

〈みそ汁、お茶、水を飲む〉

➡ サラダやゆで野菜を最初に食べる

〈みそ汁やお茶・水を一口〉

➡ 単品料理(どんぶり物・カレー・パスタ)

　ひと口量少なく、ゆっくりたべる

　　お茶や水を飲んで　ごちそうさまでした❦

③　麺類の場合(具の多いものを選ぶのがポイント！)

　　ラーメンなら野菜たっぷりの「タンメン」「みそラーメン」「あんかけラーメン」など

〈みそ汁、お茶、水を飲む〉

　　➡　メンの上の具を食べる

〈みそ汁、お茶、水を飲む〉

　　➡　メンを少量づつ食べる：スープは半分残す

お茶や水を飲んで　ごちそうさまでした🍵

Ⅲ　脳内神経伝達物質
　をつくる栄養素

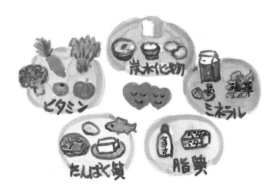

Ｉ　脳に必要な栄養素

　脳内の神経伝達物質が、神経細胞から神経細胞へと受け渡され脳がはたらいて、こころ(感情)が発生するには栄養素が必要です。

−脳のしくみを車にたとえると−

車の場合	私たちの場合	脳に必要な栄養素
ガソリン	脳の活動 エネルギー	ブドウ糖 (糖質)
アクセル	脳の活動を促進する 神経伝達物質	タンパク質
ブレーキ	脳の活動を抑制する 神経伝達物質	タンパク質
ペダル	神経伝達物質の取り 込みに不可欠	脂質 (オメガ3脂肪酸など)
スパークプラグ 潤滑剤	神経伝達物質の合成 に不可欠	ビタミン ミネラル

　車と同様に脳もどれか一つでも栄養素が欠けると私たちは快適に過ごすことができないのです。

　神経伝達物質をつくるには「タンパク質(アミノ酸)」「ビタミン」「ミネラル」が不可欠となるので、これらを少し詳しく見ていきましょう。

2 神経伝達物質のもとになる
タンパク質(アミノ酸)
(1) 神経伝達物質はバランスが大切

神経伝達物質はこころの状態や感情をつくり出すもので、「調整系」「興奮系」「抑制系」があります。

これらのバランスを取ることが、こころの健康につながるのです。

代表的な神経伝達物質

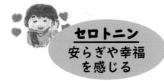

セロトニン
安らぎや幸福
を感じる

ノルアドレナリン
不安や恐怖に
反応する

ドーパミン
やる気が
おきる

GABA
リラックス
できる

「調整系」　→　セロトニン

「興奮系」　→　ドーパミン・ノルアドレナリン

「抑制系」　→　GABA

この3つのバランスが崩れると、こころだけでなくからだにも症状が現われます。

神経伝達物質が不足すると

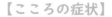

【こころの症状】

抑うつ気分(気分の落ち込み)

不安感　焦り　意欲の低下　興味の喪失

【からだの症状】

睡眠障害　食欲の減退　動悸

倦怠感　疲労感　息苦しさ　喉のつまり

(2) アミノ酸からつくられる神経伝達物質

【アミノ酸の種類】	【神経伝達物質の種類】
トリプトファン	セロトニン
フェニルアラニン チロシン	ドーパミン ノルアドレナリン
グルタミン	GABA

① 神経伝達物質はアミノ酸からつくられます。アミノ酸は、私たちが食べた肉や魚などのタンパク質が腸の中で分解されてつくられます。

② さまざまなアミノ酸は「魚」「肉」「納豆・豆腐」「乳製品」「ナッツ類」「バナナ」などに多く含まれており、優先的に食べてもらいたい食品です。

(3) タンパク質の食べ方

① タンパク質は多く食べても、糖質のグリコーゲンのように肝臓や筋肉に貯蔵できず、1日で排泄されてしまいます。食べても食べなくても一定量が消費されるため、毎日食たべることが重要になります。

② タンパク質は『動物性』と『植物性』の2種類がありますが、どちらが良いというわけではなく、バランスよく食べることが大切です。

③ タンパク質を多く含む食品

《肉》	豚肉　鶏肉　牛肉　羊肉　など
《魚介類》	サバ　サケ　ホッケ　シシャモ　サンマ　ニシン　ブリ　アジ　タラ　マグロ　カツオ　イカ　タコ　エビ　貝類　など
《卵》	鶏卵　ウズラの卵　など
《大豆製品》	納豆　豆腐　生揚げ　など
《乳製品》	牛乳　ヨーグルト　チーズ　など

1) 1日のタンパク質必要量は、体重1kgあたり1〜1.5g程度です。60kgの体重なら必要量は60〜90gになりますが、ご飯などの主食量のタンパク質を差し引くと、おかずで摂るのは45〜75gになります。

2) 食品の平均タンパク質量(100gあたり)】

魚：20g　　肉(脂身つき・皮つき)：13〜18g

肉(脂身なし・皮なし)：18〜22g

豆腐(1/4丁)：7.0g

牛乳(100ml)：3.4g

卵(1ケ50g)：6.2g

納豆(1ケ40g)：7.1g

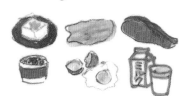

3) タンパク質食品は毎日同じものを食べないで、日替わりにするのをおススメします。

　　→肉や魚は種類を変えて食べてください。

＊タンパク制限のある方は主治医に相談しましょう

3　神経伝達物質の合成に必要な微量栄養素

(1) 微量栄養素(ビタミン・ミネラル)のはたらき

　神経伝達物質である、セロトニン、ドーパミン、ノルアドレナリン、GABAなどは、タンパク質を材料としてビタミンやミネラルのはたらきによって生成されます。

《タンパク質が神経伝達物質に》

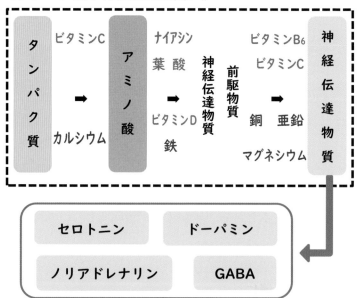

> 　ビタミンの大事なはたらきについては①～③、ミネ
> ラルについては④⑤でお話しします。
> 　また必要なビタミン、ミネラルを含む食品について
> は(2)のところで表にしてまとめて紹介しています。

① 　ビタミンB群

　　タンパク質が神経伝達物質のセロトニン、
ドーパミン、GABA等に生成される過程で、
欠かせない栄養素がナイアシン、ビタミンB₆、
葉酸です。

　　これらを含めたビタミンB群は、この他にビタミンB₁、
B₂、B₁₂、そしてパントテン酸、ビオチンがあります。

　　不足するとエネルギー生成などに支障が出て、脳の栄
養不足を招き、「やる気がでない」「情緒不安定」「気分の
落ち込み」などの症状が出ます。ビタミンB群はこころ
の安定に大きな役割を果たしています。

② 　ビタミンC

　　タンパク質がアミノ酸に分解され、神経
伝達物質が生成される過程で欠かせない栄
養素です。

　　不足すると神経伝達物質が生成されないだけでなく、
ストレスに弱くなります。

　　飲酒や喫煙によってビタミンCは消費されるので、ス
トレス解消になると思って大量飲酒は止めましょう。

　　ビタミンCはこまめにとるのが効果的です。

③　ビタミンD

　　セロトニン・ドーパミン・GABAなどの生成に必要な栄養素で、食事と日光浴でとることができます。

　　不足するとカルシウムの吸収が低下し「骨軟化症」になるおそれがありますが、骨だけでなくこころも弱くなってしまいます。

④　カルシウムとマグネシウム

　　この2つの栄養素は"自然の精神安定剤"として知られています。どちらかが不足すると、必要な神経伝達物質の生成に影響が出ます。

　　セロトニンから安眠に必要なメラトニンが生成される過程で欠かせないのがマグネシウムですが、不足しやすいことはあまり知られていません。

　　不足の原因の一つとして、昔ほど魚介類や海草を食べなくなったことが考えられます。

⑤　鉄と亜鉛と銅

　　鉄は全身に酸素を運び、赤血球やコラーゲンをつくるために大きなはたらきをしますが、神経伝達物質の生成上も不可欠です。

　　鉄欠乏性貧血はセロトニンの生成低下につながり、うつ症状が出やすくなります。女性は鉄欠乏症になりやすいので特に注意が必要です。

　　亜鉛は一番不足しやすく、こころの健康に強く影響を及ぼします。また、インスリンの分泌調整を担うため、不足すると血糖調整が乱れます。

銅は日常の食生活では不足する心配はありませんが偏食が続けば不足になることもあります。

(2) 神経伝達物質に必要な微量栄養素を多く含む食品と欠乏症

① ビタミン類

ビタミンの種類	多く含まれる食品	不足によるこころの症状
ナイアシン	玄米　青魚類　たらこ レバー類　焼き豚　鶏ささみ エリンギ　まいたけ　しめじ	イライラ　興奮しやすい 睡眠障害 不安感
ビタミンB6	玄米　にんにく　しし唐　浅月 青魚類　鶏肉　バナナ　アボカド 落花生　ピスタチオ　いちじく	疲労感　集中力低下 神経過敏 　（音や光）
葉酸	レバー類　緑色の葉野菜　納豆 アスパラ　ブロッコリー えだまめ　小魚類　海草類	気分の落込み
ビタミンC	さつまいも　じゃがいも　柿 ブロッコリー　カリフラワー いちご　キウイフルーツ	疲労感 無気力 興奮しやすい
ビタミンD	魚類　いくら　すじこ　きくらげ 干椎茸　しめじ　牛乳	もやもや感 やる気が出ない

《ビタミンB₁ひとくちメモ》

・神経伝達物質の合成と共に大切な脳の活動エネルギーの生成は、ビタミンB₁が担います。ビタミンB₁は、疲労回復作用のほかにストレス対応の点からも、なくてはならない栄養素です。

・ビタミンB₁は、特に『豚肉』に多く含まれ、ニンニクや玉ねぎ・ニラと一緒に食べることで、その疲労回復作用が持続されます。

② ミネラル類

ミネラルの種類	多く含まれる食品	不足によるこころの症状
カルシウム	牛乳・乳製品　モロヘイヤ 菜の花　小松菜　大根葉	イライラ　神経過敏 不眠　気分の落込み
マグネシウム	玄米　納豆　豆腐　えだまめ 海草類　ほうれん草 アボカド　バナナ	興奮しやすい　気分の落込み 神経過敏　無気力 集中力低下
鉄	レバー類　牛肉　青魚類　貝類 えだまめ　豆乳　ほうれん草 切干し大根　ひじき	不安感　睡眠障害 気分の落込み　集中力低下 下肢のムズムズ感
亜　鉛	カキ貝　さんま　たらこ レバー類　牛肉　鶏もも肉 チーズ　納豆　豆腐	情緒不安定　摂食障害 気分の落込み 記憶障害
銅	牛レバー　カキ貝　納豆 牛肉　牛ひき肉　ココア カシューナッツ　ごま	怒りっぽくなる 気分の落込み

《ミネラルひとくちメモ》

・カルシウムは、とり過ぎるとマグネシウムが排泄されてしまうので、バランス良く食べることが大切です。

・アルコールは、マグネシウムの排泄を促して食べ物からの吸収を減らすので、飲み過ぎは要注意です。

・鉄を含む食品は、ビタミンCや動物性タンパク質を含む食品と一緒に食べることでグッと吸収が良くなります。

・インスタント食品やスナック菓子のとり過ぎは、亜鉛の吸収を低下させてしまいます。

※前述の①②の表を参考に食事に活かしてください。

4　脳に大切な脂質

　こころ(感情)をつくるのが脳ということをお話ししましたが、つらいことや悲しいことが起きても脳が回復するためには、「やわらかい脳」であることが必要です。やわらかい脳であるために特に重要な役割を果たすのが「オメガ3系脂肪酸」などです。

　脂質の主な構成成分である脂肪酸が、脳の神経細胞の膜をやわらかくし、神経伝達物質の受け渡しを円滑にしてくれるのです。

　オメガ3系脂肪酸には、青魚由来のものと植物由来のものがあります。

(1)　オメガ3脂肪酸は積極的に摂取を！

①　青魚由来の「DHA」「EPA」(注)

　青魚の油に多く含まれるDHAは頭のはたらきを良くし、EPAは血液をサラサラにして動脈硬化を予防します。また、DHAとEPAは「自然の抗うつ剤」とも言われています。

《何よりだいじなこと》

ストレスをやわらげる
腹立ちをなだめる　攻撃性をおさえる

　　(注) DHA：ドコサヘキサエン酸
　　　　 EPA：エイコサペンタエン酸

週3〜4回は、ぜひ魚を食べるようにしましょう。
簡単に食べることができる魚の缶詰をオススメします。

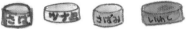

《ひとくちメモ》
　魚の缶詰は塩分が多い傾向があるので、大根おろしや野菜と一緒に食べましょう。

【DHA・EPAを多く含む魚の種類】
　サバ　イワシ　サンマ　ブリ　ハマチ
アジカツオ　マグロ　サワラ　ニシン
などこれらの魚は、生(刺身)で食べると
DHA、EPAがたっぷりとれます。

②　植物由来の「α‐リノレン酸」

　えごま油と亜麻仁油に多い「α‐リノレン酸」は、血流を良くして動脈硬化を防ぎ、血圧を下げる効果があります。
　また、必要に応じて体内でDHAやEPAに変化してこころを元気にしてくれます。

《ひとくちメモ》
・α‐リノレン酸は熱に弱いので、盛り付けた味噌汁や
スープに入れたり、手作りドレッシングにして継続
して摂ることをオススメします。
・ゆで野菜にかけて、少し塩や醤油をプ
ラスして食べるのも美味しいです。

(2) コレステロールは悪者ではない

　脂質の一種であるコレステロールは、動物性脂質に多く
含まれています。体に必要なコレステロールは食品から摂
取されるほか、肝臓で合成されます。

① コレステロールの役割

　コレステロールは、私たちの体をつくる60兆個の細胞
膜の材料になっていますが、脳の神経細胞には体内のコ
レステロールの約1/4が集中し、神経伝達を素早く行う
ために役立っているのです。

　コレステロールが不足すると、神経伝達物質のはたら
きに影響が出ます。その結果、ストレスに弱くなり気分
の落込みなどのうつ症状が出てしまいます。

　血液検査で「コレステロールが低い！」
と安心はできませんね。食事の大切さは、
こういうところにもあるわけです。

② 血液中のコレステロールの種類

　「LDLコレステロール(悪玉)」と「HDLコレステロール(善玉)」の2種類がありますが、それぞれ役割を持ち共に必要なものです。

　肝臓で作られ全身に運ばれるのをLDLコレステロールと呼び、全身で使われて余ったものを回収して肝臓に戻されるものをHDLコレステロールと呼ぶのです。

　からだの細胞に不可欠なコレステロールですが、暴飲暴食などによりLDLコレステロールが増え過ぎると回収しきれなくなり、動脈硬化の原因になってしまい、さまざまな病気を招きかねません。こうしたことからLDLコレステロールは悪玉コレステロールと言われるわけで、最初から「悪玉」ではないのです。

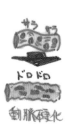

《動脈硬化予防ひとくちメモ》
「動脈硬化の魔法の薬は運動！！」

　運動することで、HDLコレステロールが血液中で増えて、血管壁にたまっている動脈硬化の原因になるLDLコレステロールを多く回収することができます。そうすることで、動脈硬化が進みにくくなるのです。

　運動習慣のない人は、ウオーキングから始めてみませんか！

(3) オメガ9脂肪酸とオメガ6脂肪酸

① とりたいオメガ9系脂肪酸の「オレイン酸」

　オリーブオ油に多く含まれるオレイン酸は、脳の神経伝達物質の受け渡しを円滑にするほかに、動脈硬化や心筋梗塞の予防、記憶力低下防止などのはたらきがあります。また、増えすぎたLDLコレステロールを減少させてくれます。

　オリーブ油は、えごま油や亜麻仁油とは違い熱に強いので、炒め物などにサラダ油の代わりとして使いましょう。菜種油、紅花油も同じ仲間です。

《ひとくちメモ》

　オリーブ油やえごま油などを、食事の最初に摂る(料理にかける)と、血糖値の急な上昇を抑える効果が期待できます。

② 控えたいオメガ6系脂肪酸の「リノール酸」

　日常最も多く使用されているサラダ油などに多く含まれるリノール酸は、過剰に摂取するとLDLコレステロールを増やし、さまざまな悪影響が懸念されます。大豆油、コーン油、ひまわり油、ごま油も同じ仲間です。

　普段料理に使う油を、リノール酸からオレイン酸に変えてみませんか。

(4) 気を付けたいのが「トランス脂肪酸」

　天然の動物性脂肪と植物性脂肪は、とり過ぎなければ脳と体に悪い物ではなく、生きていく上で欠かせないものですが、問題は人工的につくられた油に含まれるトランス脂肪酸なのです。

① トランス脂肪酸の怖さ

　トランス脂肪酸はマーガリンやショートニングなどの人工的な油に含まれています。

　この脂肪酸が体内に入ると、動脈硬化を引き起こし、脳卒中や心臓麻痺の原因になる可能性があることがわかってきています。

　脳に入ると、神経細胞の膜の機能低下や、神経伝達物質の伝達機能が衰えることなどが懸念されます。

　マーガリンやショートニングは、動物性脂肪でないから安心とは言えないと思います。

② 加工食品に多く使われているトランス脂肪酸

　トランス脂肪酸は、クッキーやスナック菓子、菓子パンやアイス、ファーストフード、マヨネーズなど、多くの食品に使われています。

　食品の原材料表示に「マーガリン」や「ショートニング」とあれば、トランス脂肪酸を使用しているので、食べすぎには十分に注意をしたいものです。

食品の表示を見て、なるべく安全なものを食べること
をオススメします。
　たとえばパンにぬるのをマーガリン
でなくバターやオリーブ油にしてみま
せんか。

Ⅳ 腸内環境が決める "こころ" と "からだ"

Ⅰ すべての病気は腸で始まる

これは古代ギリシャで「医学の父」と言われたヒポクラテス(紀元前460年頃～紀元前370年頃)の名言です。

2400年も前に説かれたこの言葉がなぜ名言かというと、現代に生きる私たちにも重要なメッセージを与え続けているからです。

「病気は腸で始まる」とは、食生活が大きく関係しているということです。現代人の多くの病気が、食生活の乱れからくる傾向があることからもわかります。

逆に腸が喜ぶ(腸内環境を整える)食生活をすることで、"こころ"も"からだ"も元気になると言えるのです。

(1) 生き物は腸から生まれた

地球上に初めて生命が誕生したのが約38億年前。

腸だけで脳を持たず、その後約30億年かけて腸が進化して脳ができたと言われています。

① 腸の役割は消化吸収だけではない

腸というとひと昔前までは、食べた物を消化し、栄養を吸収して、排泄をするだけの役割と思われていました。ところが、近年脳のはたらきに腸が大きな影響を与えていることがわかってきました。

➡ 腸脳相関(後で詳しく説明しています)

② 腸は外の世界とつながっている

　私たちの体は、口→胃→腸→肛門と続く一本の長い管
(消化管)になっていて、腸は外の世界とつながっていて
口からは食べ物だけでなく細菌やウイルスも入ってきま
すが、腸はそれらから体を守り病気にならないよう防い
でくれています。

➡　免疫力(後で詳しく説明しています)

(2) 腸内フローラ

　フローラは日本語で「叢(そう)」と訳し、植物などが密
集しているときに使われる言葉です。

　私たちの大腸に密集しているのは、
植物ではなく、200種100兆個以上の
腸内細菌です。そのはたらきにより"こ
ころ"と"からだ"の状態が、良くなった
り悪くなったり変化します。

腸内フローラ

　顕微鏡でのぞくとお花畑のように見える腸内フローラは、
人の顔と同じように1人1人違います。

　腸内フローラをつくる腸内細菌の構成は3歳までに決ま
ります。食生活やストレスの影響でそれぞれの細菌数の増
減はあっても構成は一生通して変わらないと言われます。

① 腸内細菌の分類と理想の比率

　腸内の細菌は「善玉菌」「悪玉菌」「日和見(ひよりみ)菌」という3種類に分類されます。体に良いはたらきをするものを「善玉菌」、悪さをするものを「悪玉菌」、優勢の菌になびいてどっちつかずのものを「日和見菌」と呼んでいます。

　理想の比率は、【善玉菌：2割、悪玉菌：1割、日和見菌：7割】です。

② それぞれの菌には役割がある

　善玉菌と呼ばれる菌だけが身体に必要なわけではなく、悪玉菌は悪さをする反面で善玉菌に刺激を与え、善玉菌を活性化させる役割を果たしています。

　ですから、悪玉菌は1割が理想というわけです。

　腸内細菌は、常に勢力争いをしながら、バランスを取り合うことで、体調を整えてくれています。

　善玉菌が増えると、日和見菌が善玉菌に協力して体調が良くなります。

　反対に悪玉菌が増えると、日和見菌が味方して下痢や便秘だけでなく免疫力の低下、生活習慣病、大腸がんなどを招いてしまうのです。

　現代の私たちは、悪玉菌が増えやすい生活、特に食生活をしていないでしょうか。

2　腸はこころとからだを元気にする

(１) 腸脳相関といわれるのは

①　セロトニンは腸でつくられる

　先に述べた神経伝達物質のセロトニンは、「幸せホルモン」とも呼ばれ、その大半が腸でつくられます。

　腸での消化吸収が良いと腸内フローラのバランスが保たれ、セロトニンが十分につくられることでこころが落ち着いてきます。

　しかし、ストレスや食生活の乱れで腸内フローラのバランスが崩れると、セロトニンが思うようにつくられなくなり、うつや不眠などの症状が現われやすくなります。

②　ドーパミンを減らす悪玉菌

　腸内で悪玉菌が増えると、ドーパミンの元になるアミノ酸のチロシンがつくられなくなります。

　ドーパミンが不足すると、やる気が失われたり楽しみへの欲求が低下してしまいます。

　それだけでなく、ドーパミンからノルアドレナリンへの変換も円滑にできなくなるため、目覚め、集中力、積極性などに影響があると言われています。

　以上のように、腸と脳のはたらきには密接な関係があることから「腸脳相関」と言われます。腸内細菌は食べ物を栄養源にしているので、食が"こころ"にも影響しているということです。

腸が元気でなければ、脳も元気でいることができないのです。

(2) 免疫力と腸内細菌

① 免疫力とそのはたらき

免疫力とは、体内に侵入してくるウイルスなどの病原体を排除する防衛能力のことです。その能力を発揮するのは、「白血球」で、一般に「免疫細胞」と呼ばれています。

免疫力は、感染予防、疲労や病気からの早期回復など、健康の維持に不可欠であると共に、新陳代謝を活発にして老化や身体機能低下を防ぐなどのはたらきもあります。

② 腸に集中している免疫力

免疫力は、腸に約70%集中しています。その理由は、ウイルスや病原体が食べ物と一緒に入りやすいので、その侵入経路にあたる腸に多くの免疫機能が集中していると考えられています。

約70%のうち、小腸に約50%、大腸に約20%が集中していると言われます。

一方で、免疫力にはこころのあり方も大きく関わっていて、免疫力を高めるには笑うこと、プラス思考、適度な運動、ストレス回避、自然とふれあうことがすすめられています。

③　腸内細菌は免疫細胞の応援団

　免疫細胞は、腸内細菌の「悪玉菌」を攻撃しても「善玉菌」には攻撃しません。

　善玉菌は、免疫細胞に刺激を与えて活性化させたり、免疫細胞が暴走しアレルギーなどが発症したとき正常になるように抑えてくれる、免疫細胞の応援団なのです。

(3)　リーキーガット(腸もれ)を知っていますか！

　小腸には免疫機能の約50％が集まっていると前述しましたが、ほかにも小腸にはウイルスなどを体の中に入れないはたらきがあります。

①　小腸はバリアを張って私たちを守っている

　小腸壁の細胞の表面には、粘液がバリアのように張り巡らされていて、腸内細菌やウイルス、腸内細菌がつくる毒素、消化不十分の栄養素などが血液中に侵入するのを防いでいます。

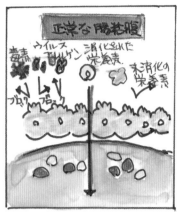 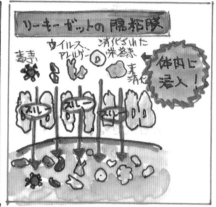

② 小腸のバリア機能低下がリーキーガットに

　　後述する原因によってバリア機能が低下すると、粘膜層が薄くなったり、細胞同士の間に隙間ができることにより、細菌や毒素が血管内(血液中)に入り込み、リーキーガットになるのです。

　　これが、さまざまな病気に関連していることがわかってきています。

＊　リーキー：Leaky　➡　漏れやすい

　　ガット　：Gut　　➡　腸

③ リーキーガットが関連する病気

●アレルギー　　●自閉症　　●うつ病　　●糖尿病
●動脈硬化　　●腎臓病　　●過敏性腸症候群
●炎症性腸疾患　　●アルツハイマー病
●パーキンソン病
●非アルコール性脂肪肝炎(NASH)　　など

＊　リーキーガットは、近年増加している大人のアレル
　ギーや、自閉症などの脳の機能にも影響していること
　が分かってきています。

④　リーキーガットの原因
　　最も大きな原因と考えられているの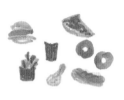
　は、普段の食生活の乱れによって腸内
　環境が悪くなり、小腸の免疫機能が低
　下することでバリア機能が正常に保て
　なくなるのです。
　　具体的には、「糖質の多い食事」「脂肪の多い食事」「食
　物繊維の少ない食事」「アルコールの飲みすぎ」「甘い飲
　み物やお菓子の摂り過ぎ」「食品添加物(乳化剤)」が挙げ
　られます。このほか「ストレス」も、大きな要因と言わ
　れています。
　　リーキーガットは自覚症状がないので、腸のバリア機
　能が低下して毒素が漏れ出しても気づかず、知らぬ間に
　発病してしまう怖さがあるので、日頃の食生活をときど
　きチェックしましょう。

V　腸内細菌と短鎖脂肪酸

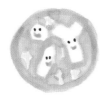 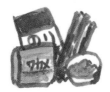

Ⅰ　腸内細菌のことを知ろう

（1）代表的な善玉菌の種類とはたらき

①　善玉菌の種類と活躍場所

　　善玉菌の代表は「乳酸菌」と「ビフィズス菌」。

　　乳酸菌は主に小腸に住み、水分や栄養分を吸収し、免疫細胞を多く備えています。ビフィズス菌は主に大腸に住んでいて、小腸を通過したものから水分を吸収して便を作り腸内フローラの活動拠点になっています。

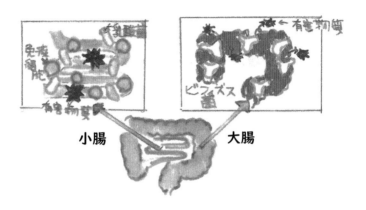

小腸　　　　　　　　大腸

②　乳酸菌とビフィズス菌に共通するはたらき

　　腸内を酸性に傾け悪玉菌を減らす、腸の動きを良くして整腸作用がある、免疫増強効果がある、コレステロールを下げる、ビタミンB群やビタミンKを合成する、などがあります。

③　現代の食生活と腸内バランス

　　Ⅳの1(2)の①で既に述べましたが、腸内フローラを作る理想の細菌比率のバランスは『善玉菌：2、悪玉菌：1、日和見菌：7』です。

　　しかし現代の食生活は、悪玉菌が増えやすい環境になっているのが実情です。

(2)　悪玉菌はどうして「悪」といわれるのだろう

①　悪玉菌が増えるとつくられるもの

　　オナラや便は、本来さほど臭いものではないのですが、悪玉菌が増えると腸内でガスが発生し臭くなってしまいます。また怖いのは、悪玉菌が腐敗ガスだけでなく発がん性を持つ毒素なども作り出すことです。

②　悪玉菌がつくる毒素が病気を引き起こす

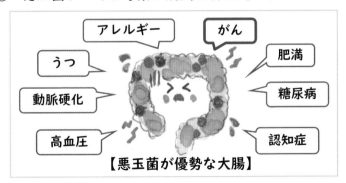

【悪玉菌が優勢な大腸】

悪玉菌が優勢になると、日和見菌が悪玉菌に加勢して
毒素が増え続け血管を通して全身に運ばれます。
　　その結果、前ページの図のように心身に様々な病気を
引き起こす危険性があります。
　　この他にも「肌荒れ」「慢性疲労症候群」「過敏性腸症
候群」「潰瘍性大腸炎」などがあげられます。
　　このような病気を引き起こす悪さをするということが、
悪玉菌といわれるゆえんなのです。
　　やはりすべての病気は腸でつくられるのですね。

③　悪玉菌を増やさないためには
　　悪玉菌の栄養になるのは動物性たんぱく質や脂質なの
で、食べ過ぎないようにすることです。
　　例えば、野菜をあまり食べないでソーセージ、ベーコ
ンや揚げ物が大好きな人は要注意で
すよ!!　腐敗ガスの元になるのは、豆
腐や納豆のような植物性タンパク質
ではなく、肉や魚などの動物性タンパク質です。オメガ
３脂肪酸を含んだ魚でも腐敗ガスは発生するので、量を
多く食べるのは気を付けましょう。

《肉の食事ひと口メモ》

 肉100g：野菜300g

　この肉と野菜との量のバランスが、悪玉菌のはたらきを抑えてくれるといわれています。

・「焼肉」➡肉と一緒に野菜も焼いて食べる

 ＋ 野菜たっぷりのナムルやキムチ

・「肉炒め」＋ 玉ねぎ・ピーマン・きのこ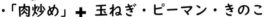

・「ハンバーグ」＋ 付け合わせに茹で野菜

　ゆで野菜➡ブロッコリー・人参・インゲン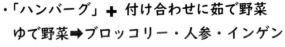

＊フライドポテトは油たっぷりなのでほどほどに！

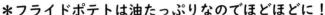

2　健康をつくる善玉菌と短鎖脂肪酸

（1）善玉菌の割合を増やすのに必要なもの

①　善玉菌のもとになる発酵食品

　　善玉菌の代表である乳酸菌とビフィズス菌は「プロバイオティクス」とも呼ばれます。納豆、味噌、しょう油、酢、みりん、ぬか漬、甘酒などの日本の伝統的な発酵食品や、キムチ、ヨーグルト、チーズなどに含まれます。特に伝統的な発酵食品は、日本人の腸と相性が良く腸内で善玉菌の働きを活発にしてくれますよ！

またヨーグルトについては、乳酸菌やビフィズス菌などを含むさまざまな商品が出回っていますが、整腸・便秘改善は元より、ストレス軽減、アレルギー改善、ダイエット効果が期待されます。日本の伝統的な発酵食品とヨーグルトをうまく食生活に取り入れて、善玉菌を増やしましょう。

《ヨーグルトひとくちメモ》
　いろいろな種類のヨーグルトがありますが、自分の腸に合うヨーグルトを見つけるには、2週間程度同じものを食べ続けてみて、排便コントロールがうまくいかない場合は、別のヨーグルトを試してみてください。

② 善玉菌の栄養源になる食物繊維

　食物繊維は「プレバイオティクス」とも呼ばれて善玉菌を育てる栄養になります。

　野菜類、きのこ類、海草類、こんにゃくに多く含まれ、水溶性と不溶性に分けられます。

　水溶性食物繊維は、糖や脂肪の体内吸収を抑える、腸内の有害物質を便に排泄する、便を柔らかくして滑りを良くするなどの効果があります。

　不溶性食物繊維は、便のカサを増して腸を刺激し排便しやすくするなどの効果があります。

　食物繊維を多く含む食品には割合は違っても、水溶性と不溶性、両方の食物繊維が入っています。

　これらをバランス良く摂ることが大切です。

水溶性と不溶性：食物繊維を多く含む食品

水溶性を多く含む	もち麦	海草類 わかめ こんぶ	里芋 長芋	オクラ なめこ	らっきょう
水溶性と不溶性のバランス良	玉葱 キャベツ	キーウイ プルーン	じゃが芋 こんにゃく さつま芋	人参 ごぼう	なっとう いんげん
不溶性を多く含む	ブロッコリー	レタス	豆類	バナナ	きのこ類

③　オリゴ糖も善玉菌を育てる栄養源

　オリゴ糖も「プレバイオティクス」とも呼ばれて善玉菌を育てる栄養となり、大豆製品や牛乳、野菜、果物、はちみつなど多くの食品に含まれています。

　オリゴ糖は、腸の働きを良くするだけでなく、カルシウムの吸収を高めて骨を強くし、免疫力の向上にも効果があります。

　大腸の善玉菌が、水溶性食物繊維やオリゴ糖から作り出す『短鎖脂肪酸』が最近注目されています。

(2)　善玉菌がつくる短鎖脂肪酸はすごい

①　短鎖脂肪酸って何なんだろう

　「短鎖脂肪酸」とは、大腸でビフィズス菌などの善玉菌のはたらきにより、水溶性食物繊維やオリゴ糖を発酵してつくり出される「酸」のことです。

　短鎖脂肪酸が豊富な大腸内は弱酸性になり、酸を嫌う悪玉菌が増えにくく腸内環境が整い、次のような効果があることが分かっています。

②　短鎖脂肪酸によって期待される効果

> ●腸のバリア機能を保ち、アレルギーやうつの原因となるリーキーガット(腸もれ) を防ぐ
> ●幸せホルモンのセロトニンの生成を促進する
> ●インスリンの分泌を良くして、糖尿病を改善する

短鎖脂肪酸には、このように私たちのこころやからだ
を健康に保つ力があります。
　短鎖脂肪酸を善玉菌にしっかり作り出してもらうため
に、ビフィズス菌を多く含む発酵
食品と合わせて水溶性食物繊維及
びオリゴ糖を多く含む食品を日常
的に食べるようにしましょう。

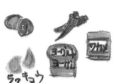

まとめ《元気な腸をつくるオススメ食品》

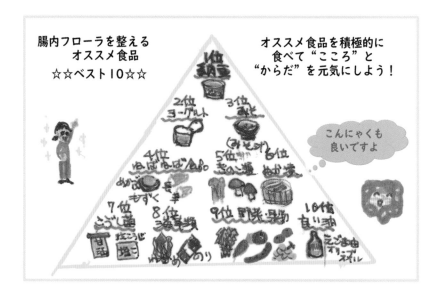

《海草ひとくちメモ》

　私たち日本人は、先祖代々海草を食べて腸の健康を守ってきたといわれます。日本人の遺伝子として腸の中には、海草の食物繊維を分解吸収する力が備わっているのです。

　【海草類を食べよう！】

① 　お椀に「とろろ昆布＋花かつお＋お湯＋醤油」を入れれば、簡単お吸い物に。

② 　カットわかめをもどし、短く切ったエノキとオリーブ油で炒め、めんつゆを適量いれたら出来上がり。

③ 　刻みメカブ(味付き)と粗く刻んだ長芋を合わせるだけ。味なしメカブなら味ぽんなどを入れて。

VI　もっと伝えたい！
こころとからだに必要なこと

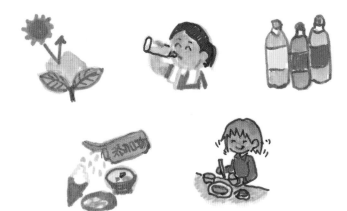

1 7番目の栄養素『フィトケミカル』

　従来、5大栄養素として「糖質」「脂質」「タンパク質」「ビタミン」「ミネラル」がありますが、近年6番目の栄養素として既述の「食物繊維」が、7番目の栄養素としてここで取り上げる「フィトケミカル」が注目されています。

(1) フィトケミカルとその期待される効果
① フィトケミカルとは

　植物由来の栄養素という意味で、主な種類と含有食品は次の表のとおりです。代表的なものとして、ポリフェノールやカロテノイドがあります。

フィトケミカル	含まれる食べ物	
ポリフェノール	色の付いた果物、野菜、大豆、そば 紫芋、ごま、お茶、コーヒー	
カロテノイド	緑黄色野菜、トウモロコシ 柑橘類、西瓜、柿、海草	
イオウ化合物	ブロッコリー、キャベツ、玉ねぎ にんにく、わさび、ネギの香り	
テルペン類	ハーブ類、柑橘類の香りや苦み	
β－グルカン	きのこ類・酵母	

【新鮮な野菜を選んで食べよう】
いろいろな野菜に入っているフィトケミカル。
旬の物ほど含まれる量が多いことと、栄養価が
高いので、野菜を積極的に食べましょう！

② フィトケミカルは植物に備わった力

　植物は、動物のように自分で移動ができないため、猛暑などの過酷な自然環境下で生きていくための自己防衛力を授かっていますが、そのはたらきを担っているのが

フィトケミカルです。

　植物の「色素」「香り」「あく」など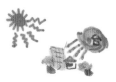
の成分から発見されました。

③　フィトケミカルの人への効果

　人への効果として、最初に上げられるのは「抗酸化作
用」により、生活習慣病、がん、認知症を予防し老化を
遅らせることです。

　次に、「デトックス作用」により肝臓の解毒作用が活性
化して、体内の毒を除去して病気になるのを防いでくれ
ます。

　さらに、「免疫調整作用」により免疫細胞を増やしたり
活性化することで免疫力が高まり、病気にかかりにくい
体をつくってくれます。

　上記のような作用は、私たちの体に本来備わっている
ものですが、フィトケミカルを摂取することで作用が高
まり、より健康に生きるための手助けとなるのです。

(2)　フィトケミカルたっぷり5つの食材

　身近な食品から、免疫力アップに欠かせないフィトケミ
カルをたっぷり摂ることができます。

① 　にんにく … 昔からのスタミナ食品

　抗ウイルス作用、抗がん作用、殺菌作用、そして
ビタミンB1の効果を上げるはたらきがあります。
煮物や炒め物の時にはぜひ使って！　
〔オススメ〕豚肉＋ニンニク＋玉ねぎの炒め物

② 人参 … カロテンがたっぷり

　　鼻やのどの粘膜を強くして感染予防、老化
予防などのはたらきがあります。
　　油で炒めることでカロテンの吸収が良くな
るためオリーブ油で炒めてみては。
　〔オススメ〕オリーブ油で千切した人参を炒め、溶き卵を
　　　　入れて炒めて好みの味付けをする「人参しりしり」
　　　　＊カロテンは必要な分だけビタミンAになるので、過
　　　　剰摂取の心配はありません。

③ キャベツ … 健康野菜の代表選手

　　キャベツに含まれるビタミンUが胃炎や潰
瘍を改善、血液をサラサラにして動脈硬化を
予防するなどのはたらきがあります。
　〔オススメ〕キャベツ＋豚肉＋玉ねぎ＋人参を一緒に煮込
　　　　む「ポトフ」

④ かぼちゃ … カロテンとビタミンE・Cが豊富

　　加齢による免疫力低下の改善、動脈硬化
の予防、発がん抑制、免疫機能活性化など
のはたらきがあります。
　〔オススメ〕かぼちゃ＋野菜たっぷりのスープ
　　　　　　　　茹でかぼちゃ＋オリーブ油＋しょう油少々

⑤ 玉ねぎ … がん予防食材として世界が注目
　　血液サラサラ効果があり脳梗塞や心筋梗塞の予防、急
な血糖上昇の予防、高血圧の予防、高コレステ
ロールの改善、腸管免疫の活性化、疲労回復効
果などのはたらきがあります。

〔効果的な食べ方〕
　　・スライスした玉ねぎがオススメ。玉ねぎは水にさわ
　　　さず、切った後30分程度空気にさらすと、臭いと辛
　　　味がやわらぎ食べやすくなります。

(3) フィトケミカルスープの情報あれこれ

① 抗酸化力がアップ
　　スープにすると野菜の有効成分が溶け出して、抗酸化
　力がサラダの10〜100倍といわれます。

② 簡単で続けやすい
　　定番の野菜だけでなく種類を増やせ、作り方が簡単で
　続けやすく、一度にたくさん野菜が摂れます。

③ コクを出すときは
　　味付けはしていないので、オリーブ油で炒めてから煮
　るとコクが出て栄養吸収も高まります。

④ うま味を加えるときは
　　かつお、昆布、干しシイタケ、煮干し、鶏むね肉など、
　好みのものを加えて煮ると、よりおいしく味わうことが
　できますが、最初は基本のスープの味に慣れましょう。

⑤ アレンジが自由：いろんな色を組み合わせる

さつま芋　かぼちゃ 人参　赤パプリカ トマト　紫キャベツ	玉ねぎ　大根　かぶ　大豆 白菜　えのき　にんにく レンコン　カリフラワー
キャベツ　ピーマン　葱 セロリ　小松菜　かぶの葉 大根の葉　ブロッコリー	じゃが芋　ごぼう しめじ　マイタケ しいたけ　あずき

♡♡♡基本のフィトケミカルスープの作り方♡♡♡

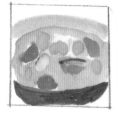

【基本の材料】

キャベツ	100g	人　参	100g
玉ねぎ	100g	かぼちゃ	100g
水	1リットル		

【下処理のポイント】
＊ 人参・かぼちゃは皮付きのまま使います
＊ きれいに洗った玉ねぎの外皮、キャベツの芯、人参の
　 ヘタ、かぼちゃのワタや種にも有効成分が含まれてい
　 るので、ダシパックに入れて一緒に煮ます

【作り方】
1. 野菜をよく水洗いして、食べやすい大きさに切ります
2. かぼちゃ以外の野菜と、上記ダシパックを鍋に入れ、
　 水を加えて火にかけます
3. ブクブク煮立つ直前に火を弱め、かぼちゃを加えて、
　 30分煮たら出来上がりです

【基本の飲み方】
1. 飲む量の目安は〔スープ200ml＋具〕
　 食前に1日2〜3回(冷たくてもOK)
2. おいしく味わうため、スープと具は分けて食べ
　 ることをオススメします

*カリウム制限のある人は主治医に相談してください

2　水分補給について

　私たち人間の体の60％は水分ですが、熱中症などによる「脱水」で水分不足になると、心身にさまざまな影響が出てきます。

(1) 水分不足によるからだへの影響

　① 口やのどがかわく

　　かわきは、脳が水分不足に気付き「水分を摂ってくれ」と指令を出すときの症状で、口の中がかわくと食べ物が飲み込みにくくなり、食欲低下につながることも…

　② 熱が出る

　　水分不足で血流が悪くなり、体に熱をため込むため発熱するのです。

　③ 頭が痛くなる

　　水分不足で血液が濃くなり、脳に届く血液量が少なくなるからです。

　④ 精神状態や気分に影響する

　　神経伝達物質のセロトニンのもとになるトリプトファンの生成に影響し、うつ状態になりやすいと考えられています。

　　また水分不足は、脳内でのエネルギー生成を妨げるため、不安感や恐怖感の症状が出ることもあります。

(2) 1日に必要な水分量は？

① 成人に必要な水分量

体重1kgあたり1日35mlといわれており、たとえば60kgの体重では「60×35ml＝2,100ml/日」、その内3回の食事で600〜800ml程度の水分が摂取されますが、残りの約1,400mlは飲み物で摂らなければなりません。あなたの1日に必要な水分量を計算してみましょう。

体重(　　　kg)×35ml＝〔　　　　ml/日〕

② 動いていなくても睡眠中でも水分はなくなる

体を動かしていなくても、1日に体重1kg当たり約20mlの水分が体からなくなります。

睡眠中も体から水分は出ていき、一晩で牛乳ビン1本の汗をかくといわれているので、水分補給は欠かせないものなのです。

(3) 水以外の水分摂取の問題点

① カフェイン・アルコールを含む飲み物

緑茶やコーヒーにはカフェインが含まれ、ビールなどのアルコール飲料とともに利尿作用があり、たくさん飲むと水分不足になりやすくなります。

② 糖質の多い飲み物

甘い炭酸飲料やジュースには糖質が多く含まれ、飲みすぎると肥満、脂質異常症、糖尿病、不安感や恐怖感などの精神症状が出やすくなることが心配されます。

(4) 望ましい水分摂取と効果的な飲み方

① 水分補給の基本は《水》で

　　日常生活において、水以外の飲み物からある程度の水分を摂取しているとしても、前述のような問題点を踏まえると、水分摂取の基本は《水》が望ましいと考えられます。

② 効果的な飲み方

　　コップに軽く1杯(120〜150ml)の水を1日に何杯か飲んで、水分を補う生活をオススメします。

　　ゆっくり少量ずつ飲むことが大事で、一気に飲んでしまうと尿として出てしまい、脱水予防にはならないので気を付けましょう。

③ 飲むタイミング

　　食事の前などさまざまありますが、水以外の水分摂取(お茶やコーヒーなど)もあるので、自分の生活に合わせて適量の水を飲んでほしいと思います。

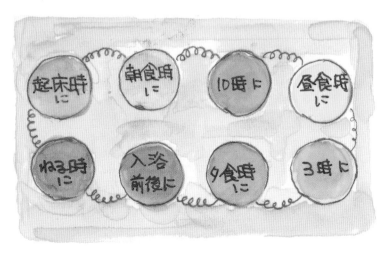

特に起床時、入浴前後、就寝1時間前には、意識して水を飲んでください。

④　肥満傾向の場合に気を付けたいこと

　　標準体重より肥満傾向の人は、脂肪が多いため体内の水分量が少なくなっています。

　　また、皮下脂肪が多いため体内の熱を外に出しにくく、体温上昇によりたくさんの汗をかいて脱水になりやすいのです。

　　脱水を予防するには、よりこまめな水分補給をこころがけるようにしましょう。

　＊水分制限のある人は主治医の指示に従ってください

3　人工甘味料の甘さに注意！

　甘い飲食物は、私たちの心の安らぎにもなるものですが、ここでは日常生活に大きく入り込んでいる人工甘味料について考えます。

(1)　甘味料の種類と人工甘味料の甘さ
　　①　甘味料の種類

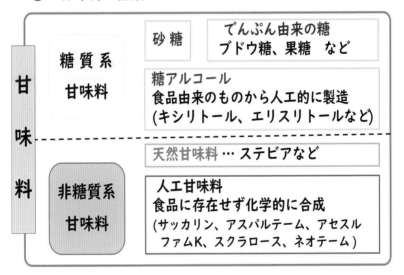

　甘味料は、糖質系と非糖質系に分けられ、糖質系甘味料の糖アルコール(キシリトールやエリスリトール)は、虫歯予防や血糖値上昇を抑えるなどの健康効果のあることがわかってきています。

　問題になるのは、非糖質系甘味料の中の人工甘味料です。糖アルコールと違い、食品由来のものでなく、科学的に合成されたもので、さまざまな危険性をはらんでいます。

② 人工甘味料の甘さ

❖❖　砂糖の甘さを【１】とすると　❖❖	
サッカリン	約500倍
アスパルテーム	200倍
アセスルファムＫ	約200倍
スクラロース	約600倍
ネオテーム	7000～13,000倍

日本とアメリカで許可されている人工甘味料

　上記の表のように、人工甘味料には強い甘さがあり、少量・低カロリーでも強い甘さが得られますが、次のような怖さがあるのです。

(2) 人工甘味料の怖さ

① 食欲を増進させる

　私たちの体には甘みを感じるセンサーが、何ヶ所かにあります。例えば、人工甘味料使用のゼロカロリー飲料を飲むと、胃が人工甘味料の甘みを感じとり食欲を増進させます。

　その結果体重が増え、肥満や脂質異常症、糖尿病などの引き金になりかねません。

② 味覚を低下させる

　甘みの強い人工甘味料の味に慣れてしまうと、味覚を感知する「味蕾(みらい)」という甘みセンサーの機能が低下します。

　そうすると、かなり甘くないと満足できなくなってしまうのです。

　今は苺やスイカ・メロンなどに糖度が表示されていますが、これも人工甘味料の強い甘さの影響なのでしょうか…

③ 依存性がありこころにも影響が

　人工甘味料には、強い依存性があるといわれています。甘くて美味しい飲食物により、脳は満足感を得るのですが、人工甘味料の甘さは一時的なものであるため「もっと食べたい」「もっと飲みたい」という欲求が出やすくなり、『甘味依存症』につながる恐れがあります。

　甘味依存症になると、脳内神経細胞にあるセロトニンやドーパミンなどの神経伝達物質を減らし、それによってこころの状態が乱れて、うつや不安、恐怖感などを招く可能性があるのです。

(3) 人工甘味料はなぜ使われる？

　近年、砂糖などの糖質は健康を害するとして悪者扱いされる一方で、低カロリーやゼロカロリーの食品は健康に良い、というイメージが作られ、もてはやされています。

　それらの食品には、人工甘味料が入っているため、カロリーが低くなるのです。

　砂糖などの糖質が本当に体に悪いのでしょうか。それは、摂り過ぎが体に良くないだけなのです。カロリーを気にして安易に人工甘味料を摂ることで、逆に悪影響が出てしまいこころとからだを害してしまうことのほうがむしろ心配されます。

4 食品添加物ってなんだろう

　食品添加物とは、食品の製造や加工等の過程で、味をととのえる、長期保存を可能にする、色や香りをつけるなどの効果を得るために添加する物質のことをいいます。

(1) 食品添加物の種類と目的

【人工甘味料以外の代表的な添加物】

種　　類	表　示　名	目　的
化学調味料	調味料(アミノ酸)	味をおいしくする
合成保存料	ソルビン酸 安息香酸Na(ナトリウム)	腐敗の進行を止める
乳　化　剤	乳化剤(グリセリンなど)	なめらかな食感に
合成着色料	赤3号・40号、黄色5号 青1号・2号 カラメル色素　タール色素	おいしく見せる
酸化防止剤	亜硫酸Na(ナトリウム)	色や味の劣化防止
発　色　剤	亜硝酸Na(ナトリウム)	色をきれいに見せる
防　カ　ビ　剤	OPP　TBZ　イマザリル	輸入果物のカビ防止

(2) 私たちのからだと食品添加物

① 食品添加物がからだに与える影響

　食品添加物には、「発がん性」「免疫力低下」「腸内環境の悪化」「こころの病気」などの危険性のあることがわかってきました。

② 「からだ」にとって異物となる食品添加物

　私たちの免疫機能は、1万年前の縄文時代から変わらず、人工的に合成された食品添加物が体内に入ると異物

(敵)とみなして免疫機能がはたらき、腸が疲れてこころ
とからだに悪影響を及ぼすと考えられています。

(3) どんな食品に入っているの？

① よく食べる食品に多い
　　特に多く含まれるのがインスタント食品、加工食品、
　　弁当、惣菜などですが、食品添加物は世の
　　中にあふれているのが現状です。

② 具体的な食品として
　　お菓子、菓子パン、アイスクリーム、カップ麺、イン
　　スタントラーメン、レトルトカレー、ハム・
　　ソーセージ、練り製品、冷凍食品、清涼飲料
　　水など普段摂取している多くの食品に含まれ
　　ています。

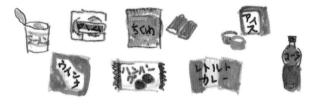

③ 化学調味料について
　　家庭で味噌汁や料理を作るときに使う化学調味料も、
　　食品添加物の代表格です。
　　化学調味料を日常的に多く使用していると、グルタミ
　　ン酸ナトリウムの過剰摂取になり、偏頭痛、不安感、不
　　眠症、うつ病、めまい、下痢、関節痛などの危険性があ
　　るといわれています。摂りすぎには注意しましょう。

(4) 食品添加物の害を少なくするには

〈食品成分表示例〉下線は食品添加物

名　　称	チョコ○○○
原材料名	小麦粉(国内製造)、ショートニング、砂糖 水あめ、植物油脂、カカオマス、液卵　乳 糖、全粉乳、脱脂粉乳、ホエイパウダー ココアバター、食塩、クリームパウダー 脱脂濃縮乳乳たんぱく、乾燥卵白・卵黄 <u>ソルビトール</u>、<u>酒精</u>、<u>乳化剤</u>、<u>膨張剤</u> <u>加工でん粉</u>、<u>香料</u>、<u>増粘剤</u>

① 食品成分表示の原材料名をチェック

　食品を買うときには美味しそうなパッケージだけでなく「原材料名」を確認し、食品添加物が多く書かれているものはなるべく避けましょう。

　また、味噌汁や料理に化学調味料はできるだけ使わず、にぼし粉やいり粉だし、混合だし、花かつおなどの天然だしに切り替えて、食材の美味しさを味わうことをオススメします。

② 加工されていないものを食べよう

　消毒されたカット野菜、保存料を含むハム、ウインナー、ベーコン、かまぼこ、さつま揚

げなどの摂りすぎに注意し、できるだけ肉・魚などの素材で料理をしたいものです。

　食品添加物の影響をより小さなものとするために、大切なことがもう一つあります。

　それはよくかむことです。このことについては、次項でお話しします。

5 よくかむことが大切

みなさんは日常の食事で、かむことを意識しているでしょうか。無意識のうちに早食いをしている人も、少なからずいると思います。

かむことと、かむことで出る唾液には、さまざまな効果があることを知ってください。

唾液は1日1.0〜1.5Lも分泌されています。

(1) かむことの効果
①「ひみこのはがいーぜ(卑弥呼の歯が良いぜ)」

かむことのさまざまな効果の、最初の文字をつないだ標語で、かむことの重要性がまとまっています。

〔ひ〕肥満の予防

満腹中枢が刺激されて、食べ過を防いで くれます。

〔み〕味覚の発達

 味覚が発達し、食べ物の味が良くわかるようになります。

〔こ〕言葉の発音がはっきり

口の周りの筋肉が発達して、言葉の発音がはっきりし、丈夫なあごをつくります。

〔の〕脳の発達

脳が刺激され、脳細胞を活発にします。

〔は〕歯の病気の予防

唾液の分泌が増えることで、口の中の食べかすを洗い流して、虫歯や歯周病を防いでくれます。

〔が〕がんを予防

　唾液に含まれる成分が、がんの原因になる物質を中和するといわれています。

〔いー〕胃腸のはたらきを促進

　唾液にふくまれる成分のアミラーゼにより、胃腸のはたらきが促進されます。

〔ぜ〕全身の健康を保つ

　唾液には、口から入ってくるウイルスや細菌の増殖を防ぐ抗菌作用があるため、免疫力が高まり全身の健康維持に貢献します。

　このように、よくかんで唾液を十分に出すことで、私たちはより健康でいられるのです。

② 卑弥呼の時代を見てみると

　西暦2～3世紀の弥生時代にあった邪馬台国（こく）の女王が「卑弥呼（ひみこ）」です。この時代の1回の食事時間は『51分』で、かむ回数は『3990回』だったと報告されています。

　その頃と比べると、現代の食事の平均時間は「1/5の短さの11分」、かむ回数は「1/6の620回」と驚きの少なさになっています。

＊弥生時代の食事はとんなものだったのか…

　　玄米ご飯、魚の塩焼きや一夜干し、ゆで山菜
　　あわびの焼き物、煮た猪や鹿の肉　など

弥生時代は、玄米ご飯を始めよくか
まなければならない食材が多かったこ
とがわかります。一方、現代の食事は
ハンバーグ、スパゲティ、精白米など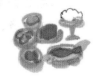
柔らかく食べやすいものが多いため、食事時間もかむ回
数も激減しているのです。
　　自分の健康を考えて、なるべくかみごたえのあるもの
を食べるようにしましょう。

(2) よくかんで食べるためにやってみよう！
　①　ひと口の量を減らす
　　　私たちがひと口でかむ回数は、口の中の量に
　よってあまり変わらないため、ひと口量を減ら
　せば、かむ回数を増やすことができます。
　②　食事の時間に余裕をもつ
　　　　　時間に追われると、つい早食いになります
　　　が、食事の時間をゆっくり摂ることでかむ回
　　　数を増やせます。
　③　食べることに集中する
　　　テレビやスマホを見ながらの食事は、食べることに集
　中できなくなり、食べ過ぎにつながります。
　④　まずはかむ回数を5回ふやす
　　　これまでひと口のかむ回数が10回程度の人は15回に
　して、慣れたら少しずつ増やすようにしましょう。

⑤　歯ごたえのある食材を選ぶ

　　ごぼう、レンコン、きのこ、こんにゃく、海藻類、ナッツ類など、食物繊維が豊富でかみごたえのある食品を、おかずに取り入れましょう。

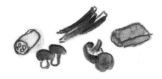

(3) 歯ごたえのある食事作りの工夫

「ごはんは精白米より玄米や雑穀入りを」

「ひき肉よりもかたまり肉」

　　　　ハンバーグならローストチキン
　　　　メンチカツならトンカツ

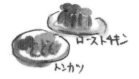

「食材は大きく切る」

　　　きんぴらごぼうなら太く切る
　　　煮物のレンコンは厚く切るか乱切り
　　　平こんにゃくは手で大きめにちぎる
　　　ゆでタコはぶつ切り、ゆでイカは大き目に切る
　　　生野菜(セロリ、人参、きゅうり)
　　　→太めのスティックに切る

＊貝類はかみごたえのある食材なので、煮たり焼いたり
茹でたりして食べる機会を増やしましょう。

☆魚の缶詰で簡単料理☆　　（2人分）

いわし缶の炊き込みご飯

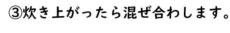

野菜は洗ってから
使いましょう

【材料】
米　　　　　　　　１合
いわし味付缶詰　　１缶
おろし生姜(チューブ)
　　　　　　　　　適量

【作り方】
①米をとぎ、炊飯釜に入れます。
②缶詰の汁＋水を釜の目盛りより少なめ
　にして、いわし缶詰と適量のおろし生
　姜を入れて炊きます。
③炊き上がったら混ぜ合わします。

さんま缶の卵とじ

【材料】
さんま蒲焼缶詰　１缶
長ねぎ　　　　　１/2本
卵　　　　　　　１個

【作り方】
①長ねぎは葉先と根を切り落として斜め
　薄切り、卵はボウルに割り溶いておき
　ます。
②鍋にさんま缶詰を汁ごと入れて水を少
　し加え、長ねぎも入れて中火にかけま
　す。
③沸騰したら火を弱めて溶いた卵を回し
　入れ、蓋をして2分程度で火を止めま
　す。

さんま缶のキャベツ和え

【材料】
さんま味付缶詰　１缶
キャベツ　　　　200g

【作り方】
①キャベツは手で一口大にちぎり、芯は
　捨て、レンジでチンして加熱して冷ま
　しておきます。
②さんま缶詰をほぐし、①と合わせます。

さば味噌缶のみぞれのせ

【材料】

さば味噌煮缶詰　１缶

大根　　　　　300ｇ

【作り方】

①大根は皮をむき、すりおろします。

②器にさば缶を入れその上に①をのせます。

さば水煮缶と玉ねぎのサッパリ和え

【材料】

さば水煮缶詰　　　１缶

玉ねぎ(小)　　　　１個

胡瓜　　　　　　　１本

味ぽん　　　　　　少々

【作り方】

①玉ねぎは頭を取って皮をむき、半分に切って芯を取り薄切りにします。

②胡瓜は斜め薄切りにして、①と一緒に袋のラップに入れて軽くもんでおきます。

③さば水煮缶詰と②の野菜を合わせ、味ぽんをかけます

(好みで七味唐辛子をかけても美味です)

おわりに

　この本を手に取って読んでいただき、ありがとうございました。

　タイトルのように、こころだって栄養が欲しいことを、少しでも知っていただけたのではないでしょうか。

　私が心にも栄養が必要なことを学び始めたのは、勤務する病院で平成27年から開始した復職支援プログラムの中で、栄養講座を担当するようになったことがきっかけでした。

　1クール(3ヶ月)で4回行う栄養講座は、精神栄養学を基に「セロトニン」「腸脳相関」などをキーワードとして食生活の大切さを伝えています。調理実習も含めて受講者の食に対する意識が次第に高まり、復職につながる事例を見るにつけ、栄養講座の重要性に深く手応えを感じています。

準備
味見

　また、当院で復職支援プログラムを開始して間もなく、担当医師でこの本の監修をお願いした後藤剛先生から「山形障害者職業センター(以後センター)」での栄養講座開催の話をいただき、心の栄養の必要性を感じていた私は即座に受けさせてもらいました。

　講座は3ヶ月に1回開講し、毎回復職を含めた就労を目指す受講者だけでなく、センター職員の方々にも話を聴いていただきました。受講後、講座内容の感想を聞くと、食生活が心に影響することへの驚きの声が多くありました。

このような復職支援にむけた栄養講座の必要性については、日本公衆衛生学会や東北精神保健福祉学会などで発表し、周囲からも高い関心を持ってもらえたと感じています。

　以上のことが、この本を作成する強い動機となりました。

　本書の内容は、ぜひ実践していただきたいことばかりですが、「千里の道も一歩から」という言葉があるように、できそうなことを一つづつ習慣化していくことで、やがては心と体の健康にたどり着けるのではないでしょうか。そうなっていただけることを、切に願っております。

　なお、本の中で運動については触れませんでしたが、健康的な生活を送るためには、栄養や睡眠とともに不可欠です。

　日常の生活の中にウオーキングなど簡単にできるものを、取り入れてみてはいかがでしょうか。

　栄養、運動、睡眠に目を向けることで、健康的な生活を送っていただければ何よりうれしいです。

　末筆になりますが、本書の編集の労をとってくださった高木書房社長の斎藤信二さんと印刷会社ワコーさんに厚くお礼申し上げます。

阿部　和子

参考書籍

『今ある「うつ」が消えていく食事』著:功刀浩(マキノ出版ムック)

『こころに効く精神栄養学』著:功刀浩(女子栄養大学出版部)

『食事で治す心の病気』『食事で治す心の病気Ⅱ』
　　　　　　　　　　　　著：大沢博(第三文明社)

『うつがみるみる遠ざかる食べ方大全』著:功刀浩(文響社)

『うつは食べ物が原因だった！』著:溝口徹(青春出版社)

『うつに効く食べもの、食べ方、作り方』著:生田哲(保健同人社)

『腸をダメにする習慣、鍛える習慣』著:藤田紘一郎(ワニブックス)

『藤田式かしこい「腸」の育て方』著:藤田紘一郎(笠倉出版社)

『腸内細菌のチカラ』著:藤田紘一郎(NHK出版)

『メンタルを強くする食習慣』著:飯塚浩(アチーブメント出版)

『結局、腸が9割』著:川本徹(アスコム)

『老けない腸の強化書』著:内藤裕二(新星出版社)

『漢字で食育』著:砂田登志子(求龍堂)

『最新ハーバード大学式野菜スープで糖尿病、がん、
　　　　　感染症を撃退！』著:高橋弘(マキノ出版ムック)

『面白いほどわかる免疫の新常識』監修:奥村康(宝島社)

『ウイルスに負けない！腸を元気にする新常識』
　　　　　　　　　　　監修:辨野義己(宝島社)

『食べる時間を変えるだけ！　知って得する時間栄養学』
　　　　　　　　　監修:柴田重信、古谷彰子(宝島社)

『体を壊す10大食品添加物』著:渡辺雄二(幻冬舎新書)

『一生役立つきちんとわかる栄養学』
　　　　　　　　　監修:飯田薫子、寺本あい(西東社)

『漫画と図解で身につく　よくわかる栄養学』
　総監修:小林実夏　著:小林実夏、阿部恵理(ユーキャン自由国民社)

後藤　剛　（ごとう　つよし）

　山形県山形市生まれ。東北大学教育学部と自治医科大学医学部を卒業。

　医師になってからは、朝日町立病院や飯豊町国保診療所など山形県内の医療へき地で総合内科医として勤務。その間、山形県立鶴岡病院で精神科医としての研鑽を積み、2013年から山形さくら町病院で精神科専門医として勤務している。

　2015年、山形県内初のリワークプログラム（うつ病休職者向けの復職支援プログラム）を立ち上げた。山形さくら町病院の専門スタッフと協力しながら、現在もプログラムを運営している。

　心の病気を抱える働く人、働きたい人に対する治療を続ける中で、職場の中でのメンタルヘルス対策の重要性を痛感。現在は産業医・健康管理医として約40事業所を訪問し、職場内でのメンタルヘルス体制の構築に日々取り組んでいる。

〔主な資格〕
　精神科専門医　精神保健指定医　労働衛生コンサルタント
〔所属学会〕
　日本うつ病リワーク協会評議員
　日本産業精神保健学会代議員
　集団認知行動療法研究会世話人

阿部　和子（あべ　かずこ）

　社会医療法人二本松会山形さくら町病院管理栄養士

　日本栄養士会会員、日本精神科医学会認定栄養士

　山形県糖尿病療養指導士

　精神科チーム医療における栄養管理の取り組みにより、「山形県知事感謝状」「山形県精神保健福祉協会十束賞」を受ける。

　勤務病院で復職支援(リワーク)プログラム立ち上げから栄養講座を担当するとともに、精神症状改善に栄養管理が必要であることを、学会や研修会で情報発信してきた。

　＊復職支援に向けた取り組みについては、「臨床栄養」の
　　2018年6月号にも掲載された。

〔所属学会など〕

　日本公衆衛生学会、日本栄養改善学会

　東北精神保健福祉学会(元理事)

　全国精神科栄養士協議会(元幹事)

本書に対するご感想、ご意見、問い合わせ等は
高木書房のメールsyoboutakagi@dolphin.ocn.ne.jp
にお願いいたします。

"こころ"だって"栄養"がほしいよ！

令和5（2023）年11月23日　第1刷発行

監　修　　後藤　剛
著　者　　阿部　和子
発行者　　斎藤　信二
発行所　　株式会社　高木書房
〒116－0013
東京都荒川区西日暮里5－14－4－901
電　話　　03－5615－2062
FAX　　03－5615－2064
メール　　syoboutakagi@dolphin.ocn.ne.jp
印刷・製本　株式会社ワコー

乱丁・落丁は、送料小社負担にてお取替えいたします。
定価は裏表紙に表示してあります。
Ⓒ Kazuko Abe　　2023 Printed in Japan
ISBN978-4-88471-473-4　　C0077